EXAMEN

DES

FACULTÉS INTELLECTUELLES

A L'ÉTAT NORMAL ET ANORMAL,

POUR SERVIR D'EXPLICATION

A L'ALIÉNATION MENTALE.

(Mémoire lu à la Société Médico-Pratique.)

Par J. E. BELHOMME,

Docteur en Médecine, ancien Interne de première classe des Hôpitaux et Hospices civils de
Paris, Membre de la Société Médico-Pratique, Directeur d'une Maison d'Aliénés.

Observez avant d'écrire.

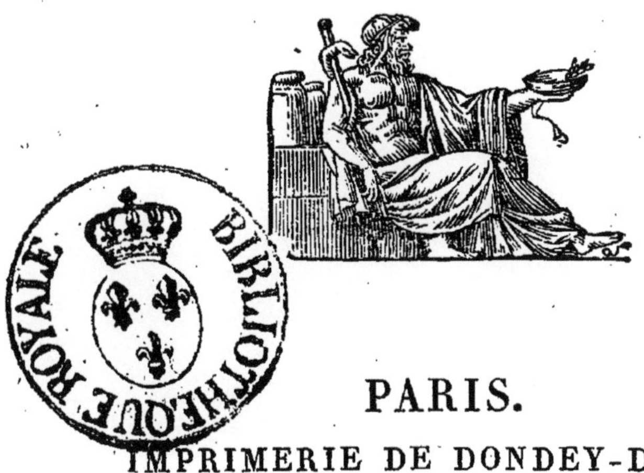

PARIS.

IMPRIMERIE DE DONDEY-DUPRÉ,

Rue Saint-Louis, No 46, au Marais.

1829.

AVANT-PROPOS.

Pour traiter de la folie, il faut avoir vu beaucoup de fous; il faut avoir vécu avec eux et les avoir observés attentivement. Mon séjour habituel dans une maison d'aliénés*, et mes anciens services comme interne dans les hôpitaux, à Bicêtre et à la Salpêtrière, m'ont mis à même de voir beaucoup de ces malheureux. Imbu des principes d'un maître habile, M. Esquirol, qui, suivant l'impulsion donnée par Pinel, s'est livré entièrement à l'examen de la folie, et a prouvé que l'on pouvait traiter et guérir cette maladie, je prends aujourd'hui la plume, non pour écrire ce que peut me fournir mon imagination, mais pour rendre compte de ce que j'ai observé. Le sujet que je traite est tellement obscur qu'il pourrait se glisser quelques erreurs dans mon travail; mais quel est le médecin qui peut se flatter de ne jamais errer en écrivant sur une pareille matière? Je

---

* Rue de Charonne, à Paris.

marche pas à pas avec mes auteurs, je les cite,
je me sers quelquefois de leurs expressions;
car je ne prétends pas m'attribuer beaucoup:
pourvu que mes réflexions présentent quelque utilité, mon but sera rempli. J'invite mes
lecteurs à l'indulgence, et je suis prêt à entendre toutes les objections que l'on voudrait
me faire, pourvu qu'elles soient basées sur
l'observation exacte des faits; car, toute opinion
qui n'est que le résultat d'une imagination qui
colore les assertions de telle ou telle manière,
n'est rien pour moi. Observons d'abord, et ti-
rons ensuite des inductions; voilà la véritable
manière de procéder en médecine.

EXAMEN

DES FACULTÉS INTELLECTUELLES

A L'ÉTAT NORMAL ET ANORMAL,

POUR SERVIR D'EXPLICATION

A L'ALIÉNATION MENTALE.

L'homme, admirable par son organisation, est placé au premier degré de l'échelle animale ; composé d'organes qui ont les uns sur les autres une action continuelle, action d'où provient l'existence, la vie. Ces organes ont chacun une fonction déterminée : l'estomac reçoit et digère les alimens, le foie sécrète la bile, les reins l'urine, etc. ; en un mot, tous les organes ont une fonction, et l'on ne peut pas plus concevoir d'organe sans fonction, que de fonction sans organe.

Il existe entre tous les organes une correspondance d'action, une sympathie, un équilibre : lorsque cet équilibre est parfait, c'est la santé, l'état normal ; lorsqu'au contraire un organe est affecté et qu'il trouble l'harmonie des autres organes, c'est la maladie, l'état anormal.

Le cerveau a aussi une fonction, que dis-je ? il en a plusieurs. Il est le centre de tous les phénomènes nerveux, il préside à la sensibilité de toutes nos parties, à nos mouvemens ; enfin il est l'organe de la pensée.

Les auteurs anciens ont donné au cerveau des fonctions importantes, et l'expression *censorium commune* indique assez le rôle qu'on lui faisait jouer.

De nos jours les physiologistes ont étudié le cerveau et ses dépendances avec une rare perfection. Les noms de Le Gallois, Bichat, Gall, MM. Magendie, Ollivier, rappellent d'importans travaux. Gall est celui de tous les physiologistes qui se soit livré plus spécialement à l'étude du cerveau et de ses fonctions ; infatigable dans ses recherches, remarquable par une grande finesse dans l'appréciation des phénomènes, mêlant à l'énoncé de ses travaux un esprit enthousiaste, ce célèbre médecin a jeté un grand jour sur les fonctions du cerveau ; étudiant cet organe par la partie inférieure, il prouve que les hémisphères ne sont qu'une véritable expansion qui s'accommode aux formes du crâne, et, d'après ses saillies, il cherche à localiser les facultés intellectuelles et instinctives (1). Je crois qu'il est difficile de prouver la pluralité des organes dans le cerveau, et qu'il vaut mieux se borner à reconnaître que le cerveau est l'organe nécessaire à la manifestation de l'intelligence, et que c'est au développement de sa partie antérieure qu'est dû aussi le développement de nos facultés. Cette théorie était celle des anciens, car les Grecs regardaient la proéminence du front comme l'indice d'un grand développement de l'intelligence.

Le cerveau est donc l'organe indispensable à la manifestation des facultés intellectuelles, et je crois que tout médecin physiologiste ne peut douter de cette vérité ; cependant doit-on expliquer tous les phénomènes intellectuels par le cerveau, ou bien ne

---

(1) Gall considère le cerveau, non seulement comme un organe destiné à l'intelligence, mais encore aux facultés instinctives. M. Broussais, dans son ouvrage *de l'Irritation et de la Folie*, paraît suivre cette idée. « Je crois que tout phénomène instinctif dépend non seulement du cerveau, mais encore de tout le système nerveux répandu dans tous les appareils d'organes. » M. Magendie s'exprime ainsi, dans sa *Physiologie*, en parlant des passions qu'il rattache aux phénomènes instinctifs (1er vol. page 213) : « Mais les passions sont des sensations internes ; elles ne peuvent avoir de siége ; elles résultent de l'action du système nerveux, et particulièrement de celle du cerveau ; elles ne comportent donc aucune explication, etc. »

le regarder que comme organe de perception qui communique au principe immatériel les impressions reçues? Je pense qu'il serait difficile d'aborder un pareil sujet ; laissons aux métaphysiciens le soin de nous en instruire.

Mais comment expliquer les phénomènes intellectuels ? A quelle source remonter pour découvrir le principe de facultés aussi admirables ?

Les psychologistes ont fait de l'étude des facultés intellectuelles une science qu'ils ont appelée idéologie.

Destutt de Tracy s'exprime ainsi : « Penser ou » sentir, c'est la même chose qu'exister ; car, si nous » ne sentons rien, nous ne sentons pas notre exis- » tence : elle est nulle pour nous.

» La faculté de penser ou d'avoir des perceptions » renferme quatre facultés élémentaires : la sensi- » bilité proprement dite, la mémoire, le jugement » et la volonté, ou la sensation des désirs. Si, de » l'examen de ces quatre facultés, il résulte qu'elles » suffisent à former toutes nos idées, il sera constant » qu'il n'y a rien autre chose dans la faculté de pen- » ser. »

M. Broussais, anti-psychologiste, anti-spiritualiste, dans son ouvrage *de l'Irritation et de la Folie,* considère les facultés intellectuelles comme étant le résultat de la transmission de la stimulation dans l'appareil nervoso-encéphalique.

Ce médecin s'exprime ainsi, page 158 de son ouvrage : « Toutes nos idées nous viennent des sens, » toutes les inductions ne sont autre chose que des » comparaisons, etc. ; » et page 160, M. Broussais dit aussi, en parlant de l'homme : « Son éducation » est toujours faite par les sens, et nos psycholo- » gistes eux-mêmes nous en fournissent un exemple » qui vaut bien tous les autres. Ils sont tellement » entraînés par l'habitude de transporter le connu » dans l'inconnu, qu'au lieu d'avouer franchement » leur ignorance sur le mode des phénomènes intel- » lectuels, ils placent un machiniste non nerveux » dans le cerveau de la seule espèce humaine, au » risque de s'entendre arguer de témérité, d'incon- » séquence, ou d'ignorance de l'objet qu'ils traitent :

» 1° Pour comparer un cerveau et des nerfs, » choses vivantes et actives, à une machine, chose » inerte et passive ;

» 2° Pour ne pouvoir donner une autre idée du » machiniste, habitant du cerveau, que celle qu'ils » ont prise par leurs sens, de l'homme lui-même ;

» 3° Pour attribuer à la matière nerveuse, chez

» les animaux , les mêmes phénomènes qu'ils attri-
» buent chez l'homme à l'intelligence incorporelle ,
» comme la sensibilité, la mémoire, la volonté ; voi-
» là bien, je l'espère , des exemples assez frappans
» de ces jugemens précipités qui trahissent l'habi-
» tude dont nous parlons , etc. »

On voit que M. Broussais combat l'existence d'un principe immatériel, et, peut-être, comme physio-logiste, a-t-il raison ; mais je ne crois pas qu'il ajoute beaucoup à ce que nous savons des facultés intellec-tuelles ; car lorsqu'il dit que nos idées viennent des sens, il répète ce que dit Destutt de Tracy, p. 298 : « Voilà donc quatre facultés distinctes dans notre » faculté de penser, et quatre espèces différen- » tes parmi nos perceptions ; et de ces quatre » les trois dernières qui sont des conséquences de la » première, n'auraient pas lieu sans elle ; » ce qui veut bien dire que la sensibilité, d'où dérive la sen-sation , est la première opération intellectuelle d'où viennent tous les autres phénomènes. La perception, par le moyen des sens , est donc le principe de tout phénomène intellectuel, et cette proposition est si vraie, que si un enfant naît aveugle et sourd, il restera toute sa vie idiot, parce qu'il ne peut avoir de sensation par les sens qui lui manquent (1).

____

(1) M. Broussais nous dira : « Vous ne vous rendez compte

Maintenant que nous connaissons quel est le principe de tout phénomène intellectuel, sans nous arrêter au milieu des explications métaphysiques, observons ce qui se passe pour la naissance, le développement et la décadence de l'intelligence.

Lorsque l'enfant vient au monde, il manifeste sa présence par des cris de douleur qui prouvent sa sensibilité : l'impression de l'air en est cause. Une fois enveloppé de vêtémens, il reste calme; mais le besoin d'alimens se fait sentir, l'instinct le porte à chercher le mamelon de sa mère ; il le saisit. A cet âge tous les phénomènes qu'on observe sont instinctifs, et le résultat du besoin des organes ; les sens sont nuls ou presque nuls; l'enfant n'a que la sensation du goût et du tact : mais bientôt il voit la

---

que de la sensation ; mais cette sensation ne peut avoir lieu sans les phénomènes que j'explique par mon système d'irritation. Le cerveau est un composé de fibres susceptibles d'irritabilité et de sensibilité ; lorsqu'elles sont mises en jeu par un excitant, il en résulte un excitement d'où provient la sensation, et lorsque cet excitement est plus fort que dans l'état normal, de là vient l'irritation ; voilà la base de la doctrine physiologique ».

De quelque manière que l'on explique les phénomènes de sensation, M. Broussais ne fait que confirmer un fait connu avant lui : que tout phénomène intellectuel dépend de la perception du cerveau au moyen des sens.

lumière, il entend les sons, le cerveau est stimulé par les impressions que détermine l'action de ces nouveaux sens; dès-lors il en résulte de nouveaux phénomènes : ces phénomènes sont ceux de la naissance de l'intelligence. L'enfant reçoit des impressions de tout ce qui l'entoure; il est avide de voir, d'entendre, et bientôt le cerveau acquiert la faculté d'éviter la confusion des sensations : cette faculté c'est l'attention; l'enfant attentif peut avoir des idées de ce qu'il voit, de ce qu'il entend, et, pour s'assurer de ce qui le frappe, il cherche à toucher les objets, il les retourne en tous sens; il voudrait les détruire pour voir de quoi ils sont composés.

La mémoire se développe et lui retrace les sensations qu'il a reçues : toutefois l'intelligence est extrêmement bornée, et se trouve subordonnée à l'instinct; les fonctions animales prédominent tellement, que l'enfant, presque toujours endormi, ne semble vivre que pour assimiler la nourriture qu'il prend sans cesse. L'intelligence doit donc être pendant quelque tems stationnaire; quoique le cerveau s'enrichisse chaque jour de nouvelles perceptions, cet organe semble faire provision de perceptions, si j'ose m'exprimer ainsi, qui, plus tard, seront reproduites par les ressorts de la pensée.

L'enfant prend de la force, tous les organes ga-

(13)

gnent en énergie, et le cerveau participe à cet accroissement. La fonction de celui-ci doit s'exécuter avec régularité ; l'intelligence est ce qu'elle doit être relativement au degré du développement du cerveau, car s'il arrive que le cerveau ne s'accroisse pas comme les autres organes, les facultés intellectuelles sont tardives ; il faut donc pour que les facultés intellectuelles soient à l'état normal, que le cerveau soit aussi tel qu'il doit être relativement à l'âge de l'enfant.

Les organes musculaires étant assez forts pour supporter celui-ci, il se transporte vers les objets qui attirent son attention et sa curiosité ; il veut connaître, découvrir ce qu'il ignore, il entend les mots, il les retient, il en fait de justes applications.

En même tems que l'intelligence prend de l'accroissement, les déterminations animales instinctives, les penchans, les passions se mettent en jeu ; l'enfant est colère, violent, gourmand ; il veut que tout lui cède, il frappe les animaux, il semble se complaire à faire du mal ; l'influence de l'animalité prédomine, parce que l'intelligence n'a pas assez de force pour contrebalancer les déterminations instinctives : à cet âge il n'a pas le sentiment du bien, la raison, parce que l'éducation n'a pas encore apporté chez lui cette modification qui fait de lui un être raisonnable.

L'éducation est donc fort importante pour modifier cette disposition naturelle vers le mal qui domine les enfans. En même tems que l'intelligence se
développe, on a soin de diriger les idées du jeune
enfant vers ce qui est bien, en lui mettant continuellement sous les yeux des actions louables ; celui-ci
les retient, et il en fera l'application lorsque son
raisonnement le dirigera. La raison est donc ce sentiment du bien naturel chez certains hommes, acquis
et augmenté par l'éducation et le raisonnement chez
d'autres.

Bientôt arrive l'âge de puberté, les organes de
la génération se développent, il se fait un changement énergique chez le jeune pubère, il est entraîné
vers un autre sexe ; en même tems les facultés intellectuelles prennent de l'accroissement. Jusque-là la
mémoire et des jugemens superficiels avaient en-
tretenu en lui la connaissance des choses les plus
simples, maintenant il découvre dans les mots un
sens qu'il n'avait pas soupçonné ; il aime déduire,
analyser ; il objecte, il raisonne, il devient réfléchi,
il observe ce qu'il fait et ce qu'il dit, il se compare
aux autres ; de là naît l'émulation, un des grands
mobiles du succès chez les jeunes gens.

Les passions ont encore une grande influence ; il
s'en développe surtout deux qui sont fort énergiques :
la présomption et l'orgueil. Ils s'étonnent de la cir-

conspection de l'âge mûr ; ils s'imaginent tout savoir après un examen superficiel : c'est encore à l'éducation qu'est réservée la tâche de diriger les passions des jeunes gens vers un but utile. Tel est ordinairement le jeune homme, neuf encore au monde ; il voit devant lui une longue carrière à parcourir, et il est avide de sensations nouvelles. Heureux ceux que la nature a doués d'une bonne organisation cérébrale, et chez qui l'éducation a modifié les penchans, les passions, qui nous font errer si souvent dans le cours de la vie !

Jusqu'à l'âge de trente ans, le cerveau de l'homme prend de l'accroissement, et les facultés intellectuelles augmentent en proportion. L'homme est arrivé au complément de l'organisation cérébrale ; ses jugemens, ses raisonnemens prennent un caractère de justesse qu'ils n'avaient pas jusqu'alors : on dit que l'homme est raisonnable, c'est-à-dire que son intelligence domine toutes ses passions, tous les entraînemens qui dépendent de son organisation. Je m'expliquerai plus tard à ce sujet.

De trente à cinquante ans, l'organisation du cerveau s'affermit ; les facultés intellectuelles prennent un essor quelquefois tellement grand, que l'on est étonné que l'esprit humain puisse avoir des conceptions aussi vastes. En effet, on voit de loin en loin apparaître sur la terre des hommes de génie qui se distinguent dans les sciences et dans les arts. L'organe cérébral est plus parfait chez ces hommes, et des intelligences ordinaires ne peuvent embrasser ce que ceux-ci conçoivent quelquefois au premier coup d'œil. Chez la plupart des hommes à cet âge, le raisonnement est plus sûr, et les actions sont le résultat du raisonnement : on dit que la raison est parfaite, parce que l'expérience acquise dicte les lois de la sagesse. Les déterminations animales instinctives sont obscurcies parce que l'homme est entièrement absorbé par les idées qui le dominent et par son genre d'occupations : en effet, certains hommes, se livrant à l'étude des sciences, oublient jusqu'au besoin de manger; le cerveau est chez eux un centre de fluxion qui semble attirer toutes les forces de la vie : ces hommes sont obligés, pour entretenir cette activité extraordinaire de leur cerveau, de ménager les autres organes pour ne pas faire diversion à celui-ci. Je connais des hommes de lettres qui mangent fort peu, et qui ne pourraient travailler s'ils s'étaient beaucoup fatigués.

L'âge mûr est celui pendant lequel l'homme est sage et circonspect. Dans les états civilisés, ce n'est qu'à quarante ans que l'on est appelé à remplir les hautes fonctions de l'état : les passions doivent être subjuguées, le calme doit régner dans la pensée de l'homme.

Nous voici arrivés à l'âge où les organes de l'homme commencent à décroître ; le cerveau participe à cet état général : aussi s'opère-t-il ordinairement un changement dans les facultés intellectuelles : on s'aperçoit insensiblement que l'homme n'est plus apte à penser comme il le faisait auparavant ; la mémoire n'est plus aussi exacte, les jugemens n'ont plus cette rectitude qui les distinguait autrefois ; en un mot, il y a décadence de l'intelligence : en même tems les déterminations animales instinctives, les penchans, les passions prennent un grand as-cendant sur l'homme ; il s'y livre quelquefois avec un abandon tel, qu'il affaiblit encore ses organes. Cette observation est, je crois, fort juste ; car on remarque souvent, chez les hommes de cinquante à soixante ans, une disposition au libertinage ou à d'autres vices qu'ils n'avaient pas auparavant. J'ai entendu dire à plusieurs mères de famille qu'elles aimeraient mieux confier leurs filles à un homme de vingt-cinq ans qu'à un de cinquante.

Le décroissement de l'intelligence se prononce davantage avec l'âge : enfin arrive la vieillesse ; le cerveau est affaibli, l'intelligence est pervertie, la mémoire est presque nulle, les jugemens sont faux : on dit que l'homme est en enfance.

Cet examen de la naissance, du développement et de la décadence de l'intelligence, qui corres-

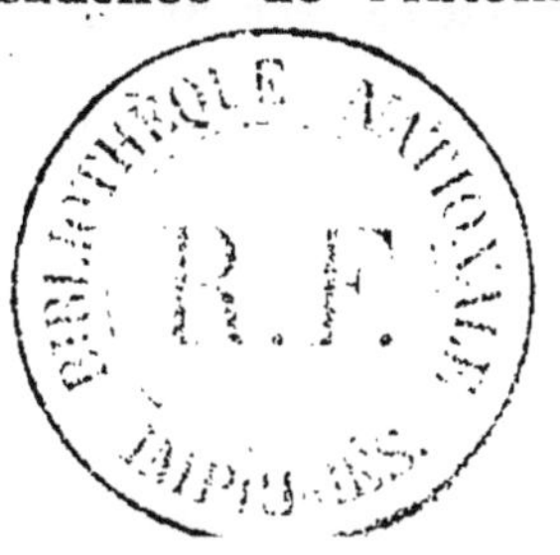

2

pondent exactement au développement et à l'affaiblissement du cerveau, est une preuve évidente
que la fonction ne doit pas être séparée de l'organe, que l'état normal de l'intelligence dépend de
l'état sain du cerveau, que l'étendue des facultés
intellectuelles vient de la bonne organisation du
cerveau, qu'il y a véritablement chez l'homme
deux puissances, la puissance intellectuelle et la
puissance animale, que l'une est continuellement
en balance avec l'autre, et que l'homme n'est raisonnable que lorsqu'il y a un équilibre parfait entre
ces deux puissances ; mais la balance penche trop
souvent pour la déraison. Il est peu d'hommes qui
n'aient un penchant, une passion qui les entraîne
malgré eux. L'ambition, cette passion sociale, bou-
leverse souvent l'esprit humain : les organisations
cérébrales les plus heureuses succombent parfois
sous l'empire de celle-ci. Ne faut-il pas attribuer
cet entraînement à la faiblesse de notre organisation ? L'homme le plus sage est à la veille d'être
déraisonnable, comme il est à la veille d'être fou,
si son cerveau devient malade (1).

Il me semble qu'on peut déjà comprendre à quoi
tient la folie, l'état anormal des facultés intellectuelles ; cet état dépendra de deux conditions :

---

(1) M. Broussais dira : si le cerveau est sur-excité, sur-irrité.

1º du défaut de développement du cerveau, et par suite du défaut de développement des facultés intellectuelles ; 2º de la lésion du cerveau, et par suite de la lésion de ses fonctions : l'homme naît fou idiot, ou bien il peut le devenir.

Il me semble aussi qu'il sera difficile de confondre la déraison avec la folie : la déraison peut exister sans la folie ; mais il ne peut y avoir de folie sans déraison. Comment distinguera-t-on l'homme fou de l'homme déraisonnable? Ce dernier est sous l'influence d'un entraînement indépendant de sa volonté, qui altère son raisonnement ; l'homme fou n'a jamais eu de raisonnement, ou bien son raisonnement est vicié par suite de la lésion du cerveau ; l'homme fou est, à plus forte raison, déraisonnable, puisqu'il n'a plus de raisonnement, seul guide qui reste encore à l'homme déraisonnable pour sortir de ses erreurs. Je crois qu'il est très-important d'admettre cette distinction ; car, s'il suffisait qu'un homme fût déréglé dans ses actions pour être fou, le monde en serait peuplé. Il faut que le médecin cherche à découvrir s'il y a lésion de l'organe cérébral, avant de prononcer qu'il y a lésion de sa fonction ; mais il arrive souvent que l'on ne peut distinguer d'autre indice de lésion qu'une excitation plus grande du cerveau (1) ; alors il faut

____

(1) Il est un signe de lésion cérébrale que M. Esquirol a

s'éclairer par toutes les circonstances antécédentes, s'informer si la fonction cérébrale a toujours été à l'état normal, si les déterminations animales ont une grande puissance sur les actions de l'individu; car, il faut l'avouer, le jeu continuel de celles-ci pervertit l'intelligence, et l'intelligence une fois pervertie, il n'y a qu'un pas jusqu'à la folie : la grande difficulté, pour le médecin, est de déterminer la lésion du cerveau (1). Lorsque la folie est récente, on peut se rendre compte des phénomènes par l'excitation anormale du cerveau; mais lorsque l'aliénation est ancienne, est-il encore possible de déterminer une lésion ? J'ai sous les yeux plusieurs aliénés qui sont depuis vingt-cinq ans dans un état d'imbécillité, qui a succédé à la manie; la folie est devenue constitutionnelle, le cerveau est devenu imparfait, comme il l'est primitivement à la naissance chez les idiots. Dira-t-on que l'irritation subsiste depuis vingt-cinq ans ? Parmi les médecins

---

indiqué le premier, et que j'ai vérifié depuis sur des sujets aliénés, même dans le principe de la maladie; c'est la paralysie de la langue qui coïncide avec l'aliénation mentale. Lorsque ce signe existe, on peut prédire l'incurabilité de la folie, et même le peu de durée de l'existence de l'aliéné.

(1) Je donne ici au mot *lésion* toute l'étendue possible : lésion des propriétés vitales ; lésion des fonctions des tissus organiques.

qui, de nos jours, se sont occupés de maladies mentales, Pinel et M. Esquirol ont fait beaucoup pour la science ; ils ont décrit et coordonné les phénomènes en vrais observateurs. M. Esquirol a tracé mieux qu'on ne l'avait fait jusqu'à présent, les caractères de la folie, et il a joint à ses réflexions des observations et des autopsies d'aliénés.

Malgré tous ces travaux, sait-on à quel genre de lésion correspond telle ou telle aliénation mentale ? S'il en était ainsi, ne serait-il pas plus simple de désigner le genre d'affection de l'organe, que de décrire les différens phénomènes qu'offre la lésion de la fonction ? Mais l'anatomie pathologique n'a pas démontré encore à quelle altération encéphalique appartiennent les phénomènes de l'aliénation mentale.

M. Broussais, ralliant la folie à son système d'irritation, s'appuie justement de ce défaut de lésion apparente dans le cerveau des fous, pour conclure que la folie est une irritation. On lit dans son ouvrage, page 425 : « Sans doute nos médecins phy-
» siologistes diront que le siége de la manie est
» toujours dans le cerveau ; mais le cerveau peut
» être irrité par un organe qui l'est plus que lui ;
» il peut l'être long-tems sans qu'il y ait de l'in-
» flammation, sans qu'il s'y fasse de désorganisa-
» tion, et cesser de l'être aussitôt qu'il n'est plus

» stimulé, dans le rhythme anormal, par l'organe
» qui agissait sur lui. » Et page 424 : « Comment
» rattacher le délire à des lésions si variées ? D'ail-
» leurs, la folie existe long-tems avant que toutes
» ces altérations soient formées, comme le prouvent
» la périodicité intermittente et les guérisons su-
» bites par une vive impression morale, au milieu
» des désordres intellectuels les plus bruyans ou de
» la stupidité la plus complète. »

Il faut avouer que cette manière d'expliquer la folie est séduisante ; l'irritation rendrait compte de tous les phénomènes : mais ne faut-il pas attendre que de nombreux faits pratiques viennent confirmer cette opinion ?

Gall pense que la folie dépend de la lésion des forces vitales du cerveau, et considère cette maladie comme siégeant uniquement dans le cerveau. Ce célèbre médecin, qui s'est beaucoup occupé de l'organisation et des fonctions du cerveau, et qui, par cela même, s'est donné plus de droits pour traiter de la lésion des facultés intellectuelles, explique la production de la monomanie par l'affection partielle du cerveau, autre genre d'explication qui doit paraître bien commode aux amis du merveilleux.

Que la folie dépende de l'irritation ou de la lésion vitale du cerveau, on est forcé d'avouer qu'elle doit dépendre d'une lésion ; l'analogie nous force à admettre qu'il ne peut y avoir lésion de fonction sans lésion d'organe, et la preuve la plus convaincante que les médecins ont toujours été frappés que la folie dépendait du cerveau et d'une excitation de cet organe, c'est que, même avant M. Broussais, on soumettait les fous à un traitement anti-phlogistique, que l'on dirigeait contre l'affection du cerveau.

Cherchons à nous rendre compte des phénomènes de la folie. Qu'arrive-t-il lorsqu'un homme devient fou ? quel changement s'opère-t-il dans les facultés intellectuelles et dans les déterminations instinctives ? Lorsque j'ai fait l'examen des facultés intellectuelles à l'état normal, je me suis efforcé de prouver que l'action des sens est le principe de tout phénomène intellectuel, et que c'était par ces mêmes sens que s'entretenaient nos rapports avec ce qui nous environne. J'ai dit que les phénomènes réguliers des facultés intellectuelles dépendaient surtout de l'attention, condition principale pour éviter la confusion des perceptions ; eh bien ! le fou a perdu cette faculté ! il ressemble à ces enfans peu attentifs dont les paroles expriment les idées à mesure qu'elles se forment, sans chercher à les réunir pour en former un sens. Dans la thèse que j'ai soutenue en 1824 sur l'idiotie, je m'exprime ainsi, page 21 : « Ce qui leur manque (aux idiots), c'est l'attention ; en effet, sans attention, peu ou point de sensations ; sans sensations, point d'idées ; par conséquent, le reste des opérations des facultés intellectuelles ne peut avoir lieu. » Cette réflexion, qui est applicable à l'idiotie, peut l'être à tous les genres de lésion de facultés mentales. Chez le maniaque, l'attention est passagère ou n'existe plus ; il parle comme il pense : ainsi qu'un enfant inattentif, ses discours sont sans ordre ; cet état est souvent accompagné de fureur, parce qu'il y a une inflammation plus ou moins prononcée des méninges. Dans la monomanie, l'attention est lésée partiellement, c'est-à-dire que le fou ne peut fixer son attention que sur un sujet ; sur tous les autres, il n'a que des idées fugitives. C'est surtout dans ce genre de maladie qu'on observe des phénomènes extraordinaires (1) : dans la démence, il y a un

---

(1) Une observation que j'ai faite sur les aliénés, et qu'il est facile de vérifier, prouve combien la faculté d'être attentif est plus ou moins altérée chez ces malades : si un étranger les aborde et leur parle, dans les premiers momens ils peuvent fixer assez leur attention pour répondre juste ; mais, en prolongeant l'entretien, l'attention se fatigue et la déraison survient. Une demoiselle aliénée, qui déplore sans cesse le sort de la famille royale, reçoit-elle la visite de ses parens ? elle s'informe d'eux avec intérêt et de telle façon, qu'on se-

affaiblissement et une lésion de l'attention telle , que les malades entremêlent leurs paroles de la manière la plus bizarre , jusqu'à ce que l'oblitéra- tion de l'intelligence survenant , ils ne soient plus susceptibles d'aucune idée. On voit par cet examen que les facultés intellectuelles ne peuvent plus s'exécuter à l'état normal lorsque le cerveau a perdu cette faculté nécessaire à la régularité de sa fonction , et que les diverses opérations de l'intel- ligence doivent être troublées toutes les fois que le mode d'action du cerveau est vicié. Dans la manie , il y a une activité incroyable dans les opé- rations de l'esprit ; les monomaniaques ont une idée autour de laquelle viennent, pour ainsi dire , se grouper toutes leurs pensées désordonnées ; enfin , dans la démence , il y a affaiblissement ou aboli- tion entière de l'intelligence.

Ces différentes formes de délire doivent corres- pondre à une action différente de la part du cer- veau, soit que cette différence dépende de la lésion des forces vitales de l'organe, ou bien soit le résultat d'une excitation plus ou moins grande.

---

rait tenté de douter de l'aliénation dont elle est atteinte ; quelques minutes sont à peine écoulées , qu'oubliant la pré- sence de ses parens, elle s'écrie que la France est perdue, que les Bourbons sont détrônés, que les papiers de la cou- ronne sont brûlés , etc., etc.

M. Broussais rapporte tous les phénomènes à l'irritation ; sans contredire notre auteur, je dirai que cette manière d'expliquer me semble insuffisante pour rendre compte de phénomènes différens.

Toutefois, dans l'état actuel de la science, on peut expliquer les folies symptomatiques par l'irritation sympathique d'un organe sur le cerveau. Beaucoup de femmes aliénées délirent principalement à l'époque des règles, beaucoup deviennent folles à l'âge où les règles cessent. J'ai sous les yeux une demoiselle de quarante-cinq ans qui n'est aliénée qu'aux époques où venaient ses règles autrefois ; le délire dure plusieurs jours, et dans l'intervalle de ces retours d'aliénation, cette malade est dans un calme parfait, et sa conversation n'annonce pas un grand dérangement de facultés intellectuelles. Peut-on se refuser dans ce cas à reconnaître l'influence de la matrice sur le cerveau ? L'hypocondrie n'est autre chose qu'une folie symptomatique dépendant de l'irritation sympathique d'un organe abdominal affecté.

Lorsque l'homme est fou, ses actions sont déraisonnables, c'est-à-dire qu'il est entraîné à mal faire, comme le sont les enfans dont l'intelligence et l'éducation n'ont pas modifié les inclinations, les penchans, etc. Les déterminations animales instinctives prennent toute leur force ; il est peu de fous qui ne soient orgueilleux, impatiens, colères, portés à la masturbation. Ils aiment frapper, briser ce qui les entoure, en un mot tout ce qui tient à l'animalité domine d'autant plus chez eux qu'ils sont plus complètement privés d'intelligence ; et cette assertion est si vraie que les mêmes hommes, qui peu de tems auparavant étaient portés à mal faire, reviennent graduellement à des manières plus douces à mesure que l'intelligence revient à l'état normal. Dans ma thèse sur l'idiotie, je m'exprime ainsi, page 17 : « L'homme privé du plus beau don qui lui soit accordé, l'intelligence, est soumis aux lois de l'organisme animal. Cette dépendance est démontrée par l'observation des imbécilles ; on peut la suivre chez eux à mesure qu'ils s'avancent vers l'idiotie. J'ai admis trois degrés d'imbécillité : dans le premier, l'intelligence est assez grande pour modifier les déterminations animales ; dans le second, celles-ci prennent de l'influence, les penchans, les passions se montrent avec énergie ; enfin, dans le troisième, l'homme est entièrement maîtrisé par l'organisme. Chez l'idiot plus de facultés, c'est un être presque végétatif, il est sous l'empire des fonctions organiques.

L'observation des fous me confirme dans l'opinion que j'ai émise en 1824 ; plus l'intelligence s'éloigne

de l'état normal, plus les déterminations instinctives prédominent ; je dirai plus, les fonctions organiques ont une grande énergie : les fous et surtout
ceux en démence mangent avec voracité, et leur
digestion est facile.

Que conclure de ce qui précède ?

1° Qu'il est impossible d'expliquer les phénomènes intellectuels sans la participation de l'action
du cerveau ;

2° Que les perceptions au moyen des sens sont le
principe de tout phénomène intellectuel ;

3° Que le cerveau a besoin d'un mode d'action
particulier, pour empêcher la confusion des perceptions d'où naît l'attention ;

4° Que l'état normal des facultés intellectuelles
dépend de l'état sain du cerveau et de sa bonne
conformation ;

5° Qu'il y a chez l'homme deux puissances : la
puissance intellectuelle morale, et la puissance
instinctive d'où proviennent les penchans, les passions, les inclinations, et toute espèce de détermi-
nation animale ;

6° Que c'est de l'équilibre de ces deux puissances
que dépend l'état normal de l'homme raisonnable et
social ;

7° Que l'état anormal des facultés intellectuelles dépend : 1° du défaut de développement du cerveau, 2° de la lésion de cet organe, et par suite de la lésion de sa fonction ;

8° Que cette lésion que l'on a déjà cherché à déterminer doit être admise par analogie par le principe immuable qu'il ne peut y avoir d'effet sans cause, et de lésion de fonction sans lésion d'organe ;

9° Que les phénomènes de lésion de l'entendement se rattachent à la lésion du mode d'action du cerveau à recevoir avec régularité les perceptions, lésion de l'attention ;

10° Que les déterminations, les impulsions qui viennent de l'animalité et de l'instinct, se mettent en jeu avec d'autant plus de force que l'intelligence est plus pervertie ;

11° Que les fonctions organiques acquièrent une activité d'autant plus grande, que l'aliénation prend le caractère de la démence.